Lungcancer för nydiagnostiserade patienter

Den omfattande steg-för-steg-guiden för effektiv diagnos, behandling, förebyggande och vändning av lungkarcinom

Dr Racheal A. Fields

Innehållsförteckning

Introduktion

Alex ljusa ansikte förändras plötsligt till dysterhet när han ringer med sin läkare. Han var en framgångsrik arkitekt, känd för sin passion och hängivenhet för sitt arbete. Han hade precis fått sitt livs mest förödande besked.

I några veckor har han haft dessa symtom: ihållande hosta, bröstsmärtor, andnöd, väsande andning, heshet, oförklarlig viktminskning och återkommande luftvägsinfektioner. Han var en ung själ i mitten av fyrtiotalet, välsignad med ett varmt leende och ett hjärta fullt av drömmar. Livet hade alltid verkat snällt för honom, och han hade allt – en kärleksfull familj, ett tillfredsställande jobb och vänner som delade hans skratt.

Han var tvungen att besöka deras husläkare för behandling och även göra några tester. Resultatet kom precis ut och läkaren ringde för att informera honom om resultatet av testerna. Han har precis fått diagnosen lungcancer.

Tiden verkade stå stilla när orden ekade i hans öron och fyllde honom med rädsla och förtvivlan. De en gång livfulla färgerna i hans värld förvandlades till en spökande grå nyans, och hoppet gled bort som sand genom hans fingertoppar.

Han är precis i mitten av fyrtiotalet. Han är ingen kedjerökare, även om han röker då och då och dricker alkohol med måtta. Hans sinne undrar hela tiden vad som kan vara fel. Hur kunde han få diagnosen lungcancer?

När dagar förvandlades till nätter fann Alex sig själv brottas med den grymma verkligheten i sitt tillstånd. Osäkerhetens börda tyngde hans hjärta och lämnade honom vilsen och hopplös. Alex var fast besluten att kämpa för sitt liv och fördjupade sig i forskning om lungcancer och sökte varje bit av kunskap han kunde hitta.

En dag efter att han besökte sjukhuset för behandling bestämde han sig för att åtminstone träffa en gammal vän för att få en frisk fläkt och prata med någon nära honom förutom hans familj. Under deras diskussion berättade hans vän för honom om boken"**Lungcancer för nydiagnostiserade**" som han kände till någon som fick diagnosen och kunde återhämta sig med hjälp av praktiska guider som rekommenderas i den.

Alex gick snabbt online och beställde boken. Boken levererades till honom inom några dagar och han började läsa och följa riktlinjerna i boken. Boken blev Alexs ständiga följeslagare när han grävde djupt ner på sidorna, lärde sig om olika behandlingsalternativ, livsstilsförändringar och berättelser om överlevnad.

Beväpnad med nyvunnen kunskap sökte han de bästa medicinska experterna och bestämde sig för att anamma ett holistiskt förhållningssätt till sin behandling.

Resan var mödosam, och det fanns dagar då Alex kände sig överväldigad av smärtan och osäkerheten om sin framtid. Men han vägrade ge upp och fann tröst i stödet från sina vänner och familj. Månader gick och Alex uthållighet gav resultat.

Så småningom började cancern avta och hoppet flimrade i hans hjärta ännu en gång. Efter en intensiv strid visade hans skanningar äntligen tecken på remission. Glädjen han kände i det ögonblicket var obeskrivlig, och han visste att han hade fått en andra chans i livet.

Alex gjorde stora förändringar i sitt sätt att leva som ett resultat av sin nyupptäckta uppskattning för livets värdefulla ögonblick. Han anammade en hälsosammare kost, omfamnade regelbunden motion och tillbringade mer tid i kontakt med sina nära och kära.

Han blev också en förespråkare för medvetenhet om lungcancer och delade med sig av sin historia för att inspirera andra som står inför liknande strider. Allt eftersom åren gick blommade Alex liv som aldrig förr. Han fortsatte att frodas i sin karriär, men han fann också tid att ägna sig åt sin passion för att måla, en hobby han hade försummat alldeles för länge. Hans målningar fångade essensen av hopp och motståndskraft, vilket gav honom ett erkännande i konstvärlden.

Kapitel 1

Översikt

Lungcancer är en elakartad tumör som har sitt ursprung i lungornas vävnader. Det är en av de vanligaste och mest dödliga formerna av cancer i världen och står för ett betydande antal cancerrelaterade dödsfall varje år. Sjukdomen påverkar främst andningsorganen, särskilt lungorna, och kan spridas till andra delar av kroppen genom en process som kallas metastaser.

Incidens och prevalens

Lungcancer är den vanligaste orsaken till cancerrelaterade dödsfall hos både män och kvinnor globalt. Det uppskattas att lungcancer står för ungefär 1 av 4 cancerrelaterade dödsfall. Förekomsten av lungcancer påverkas av olika faktorer, inklusive rökvanor, miljöexponering och genetisk predisposition.

Lungcancer kan brett klassificeras i två huvudtyper baserat på uppkomsten av cancerceller under ett mikroskop: a) Icke-småcellig lungcancer (NSCLC): Denna typ omfattar majoriteten (cirka 85 %) av lungcancerfallen och inkluderar undertyper såsom adenokarcinom, skivepitelcancer och storcellig karcinom. b) Småcellig lungcancer (SCLC): Denna typ är mindre vanlig men tenderar att växa och spridas snabbare.

Riskfaktorer

Tobaksbruk är den främsta orsaken till lungcancer. Rökare löper en avsevärt högre risk att utveckla sjukdomen jämfört med icke-rökare. Exponering för passiv rökning är också en riskfaktor, även om risken är lägre än för aktiva rökare. Andra riskfaktorer inkluderar exponering för miljöföroreningar (t.ex. radongas, asbest, cancerframkallande ämnen), en familjehistoria av lungcancer och vissa genetiska mutationer.

Symtom

Lungcancer kanske inte uppvisar märkbara symtom i sina tidiga skeden, vilket gör det svårt att upptäcka. Vanliga symtom kan vara ihållande hosta, bröstsmärtor, andnöd, väsande andning, heshet, oförklarlig viktminskning och återkommande luftvägsinfektioner.

Diagnos

Tidig upptäckt är avgörande för bättre behandlingsresultat. Diagnostiska procedurer inkluderar avbildningstester såsom lungröntgen, datortomografi och PET-skanning, samt vävnadsprovtagning genom biopsi för patologisk undersökning.

Iscensättning Och Behandling

Lungcancer är iscensatt för att bestämma omfattningen av sjukdomen och vägleda behandlingsbeslut. Behandlingsalternativ beror på cancerns stadium, typ och patientens allmänna hälsa. Vanliga behandlingsmetoder inkluderar kirurgi, strålbehandling, kemoterapi, immunterapi och riktad terapi.

Prognos

Prognosen varierar baserat på faktorer som cancerstadiet, typ, patientens allmänna hälsa och svar på behandlingen. De bästa oddsen för ett positivt resultat tillhandahålls av tidig upptäckt och behandling.

Förebyggande

Tobaksavvänjning och undvikande av passiv rökning är avgörande förebyggande åtgärder. Att minska exponeringen för cancerframkallande ämnen i miljön och upprätthålla en hälsosam livsstil kan också bidra till att minska risken för lungcancer.

Pågående forskning

Pågående forskning syftar till att utveckla mer effektiva behandlingar och förbättra tidiga upptäcktsmetoder för att förbättra lungcancerresultaten.

Notera: Lungcancer är en komplex sjukdom och enskilda fall kan variera. Denna översikt ger en allmän förståelse av sjukdomen och dess nyckelaspekter. För specifik medicinsk rådgivning eller information, rådfråga en kvalificerad sjukvårdspersonal.

kapitel 2

Normal Anatomi Och Lungans Funktioner

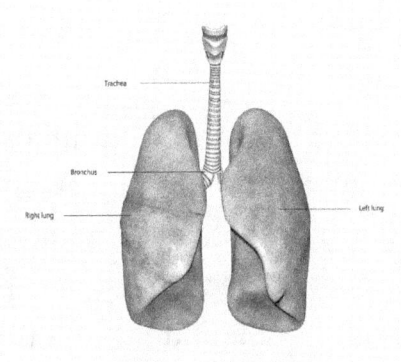

Lungorna är vitala organ som ansvarar för utbytet av syre och koldioxid, och spelar en avgörande roll i andningen. Att förstå deras anatomi och funktioner är viktigt för att förstå deras betydelse för att upprätthålla människors hälsa.

Anatomi: Lungorna är ett par svampiga, konformade organ placerade i brösthålan, skyddade av bröstkorgen.

Det finns lober i varje lunga; den högra lungan har tre (övre, mitten och nedre), medan den vänstra har två (övre och nedre). De är omgivna av ett tunt membran som kallas lungsäcken, som tillåter mjuk rörelse under andning.

Funktioner

Gasutbyte: Lungornas grundläggande funktion är att främja gasutbytet. Syre från luften dras in i lungorna vid inandning och diffunderar över lungans tunna membran in i blodomloppet. Samtidigt diffunderar koldioxid, en avfallsprodukt som produceras av celler, från blodomloppet in i lungorna och elimineras under utandning.

Andas: Lungorna arbetar i samordning med diafragman och interkostala muskler för att möjliggöra andning. Under inandning drar diafragman ihop sig och rör sig nedåt, medan de interkostala musklerna expanderar bröstkorgen, vilket gör att luft kan strömma in i lungorna. Utandning får diafragman att slappna av och de interkostala musklerna att dra ihop sig, vilket trycker ut luft ur lungorna.

Syretransport:När det väl absorberats av lungorna, binder syre till hemoglobin i röda blodkroppar och transporteras genom kroppen via cirkulationssystemet. Detta syrerika blod ger näring till celler och vävnader och stödjer olika fysiologiska processer.

Avlägsnande av koldioxid: När cellerna utför metaboliska aktiviteter producerar de koldioxid som en avfallsprodukt. Koldioxid förs tillbaka till lungorna genom blodomloppet, där den stöts ut från kroppen under utandning.

Reglering av syra-basbalansen: Lungorna spelar en roll för att reglera kroppens syra-basbalans genom att kontrollera nivåerna av koldioxid i blodet. Koldioxid, när den löses i blodet, kan fungera som en syra eller en bas, vilket hjälper till att upprätthålla en stabil pH-nivå i kroppen.

Filtrering och försvar: Andningssystemet, inklusive lungorna, hjälper till att filtrera och skydda kroppen från skadliga partiklar, föroreningar och mikroorganismer som finns i luften vi andas. Slem och små hårliknande strukturer som kallas flimmerhår i luftvägarna fångar och tar bort dessa partiklar, vilket minskar risken för luftvägsinfektioner.

Lungorna är anmärkningsvärda organ som ansvarar för den väsentliga andningsprocessen. Deras intrikata anatomi och exakta funktioner säkerställer utbyte av syre och koldioxid, vilket stöder människors överlevnad och allmän hälsa. Att förstå lungornas normala anatomi och funktioner är avgörande för att känna igen eventuella avvikelser eller sjukdomar som kan påverka andningshälsan.

Kapitel 3

Effekter och riskfaktorer

Lungcancer är en komplex och förödande sjukdom som uppstår på grund av okontrollerad tillväxt av onormala celler i lungorna. Även om den exakta orsaken till lungcancer inte alltid är klar, har flera riskfaktorer identifierats som avsevärt ökar sannolikheten för att utveckla denna malignitet. Att förstå dessa riskfaktorer är avgörande för både förebyggande och tidig upptäckt, vilket kan förbättra patient resultaten och minska sjukdomsbördan.

Tobaksrökning

Röktobak är den viktigaste riskfaktorn för lungcancer och står för cirka 85 % av alla fall. Cigaretter, cigarrer, pipor och andra tobaksprodukter innehåller cancerframkallande ämnen, som är cancerframkallande ämnen som skadar lungvävnaden vid inandning.

Risken att utveckla lungcancer är direkt relaterad till rökningens varaktighet och intensitet. Även exponering för passiv rökning kan öka risken hos icke-rökare.

Begagnad rökexponering

Icke-rökare som utsätts för passiv rökning, även känd som passiva rökare eller ofrivilliga rökare, har en ökad risk att utveckla lungcancer. Passiv rökning innehåller många av samma skadliga kemikalier som finns i vanlig rök, och risken är särskilt högre för individer som utsätts för det under längre perioder.

Yrkes- och miljö exponeringar

Yrkesmässig exponering för vissa ämnen kan öka risken för lungcancer. Exempel inkluderar asbest, radongas, arsenik, krom, nickel, dieselavgaser och vissa industrikemikalier. Individer som arbetar inom bygg-, gruv-, tillverknings- och andra industrier med potentiell cancerframkallande exponering löper högre risk.

Genetisk predisposition

Vissa individer kan ha en ärftlig genetisk predisposition för lungcancer, vilket kan öka deras mottaglighet för sjukdomen. Genetiska mutationer, som i generna BRCA2, TP53 och CHEK2, har kopplats till en förhöjd risk för lungcancer i vissa familjer.

Familjehistoria

Individer med en familjehistoria av lungcancer har en något högre risk att själva utveckla sjukdomen. Delade miljöfaktorer eller genetisk predisposition kan bidra till denna ökade risk i familjer med en historia av lungcancer.

Personlig historia av lung tillstånd

Personer med en historia av vissa lungsjukdomar, såsom kronisk obstruktiv lungsjukdom (KOL) och lungfibros, har en förhöjd risk att få lungcancer.

Ålder Och Kön

Risken för lungcancer ökar med åldern, och sjukdomen är vanligare hos äldre vuxna.

Män har historiskt sett haft en högre risk att få lungcancer än kvinnor, även om denna klyfta har minskat de senaste åren.

Tidigare historia av lungcancer

Individer som har haft lungcancer tidigare löper en ökad risk att utveckla nya lungtumörer, antingen i samma lunga eller i den andra lungan.

Dålig kost och livsstilsval

Ohälsosamma kostvanor, brist på motion och fetma har associerats med en ökad risk att utveckla lungcancer.

Vissa kostkomponenter, som ett högt intag av bearbetat kött eller brist på frukt och grönsaker, kan bidra till risken.

Radonexponering

Radongas, en naturligt förekommande radioaktiv gas som kan ackumuleras i hemmen, är ett känt cancerframkallande ämne och en betydande orsak till lungcancer hos icke-rökare.

Luftförorening

Långvarig exponering för luftföroreningar, särskilt i stadsområden med höga halter av partiklar och andra föroreningar, kan öka risken för lungcancer.

Tidigare strålbehandling

Individer som har fått strålbehandling mot bröstet, vanligtvis för andra cancerformer, kan ha en ökad risk att utveckla lungcancer senare i livet.

Även om dessa riskfaktorer kan öka sannolikheten för att utveckla lungcancer, är det viktigt att notera att inte alla som utsätts för dessa faktorer kommer att utveckla sjukdomen. Dessutom kan vissa individer utan några kända riskfaktorer fortfarande utveckla lungcancer.

Därför innebär en omfattande strategi för förebyggande av lungcancer att minska exponeringen för kända riskfaktorer, anta en hälsosam livsstil och främja tidig upptäckt genom screening för högrisk populationer.

Om någon har oro över sin risk för lungcancer är det viktigt att diskutera dem med en sjukvårdspersonal som kan ge personlig vägledning och rekommendationer.

kapitel 4

Typer av lungcancer: Förstå de distinkta underarterna

Lungcancer, en heterogen sjukdom, omfattar olika subtyper med olika cellulära egenskaper och kliniska beteenden. Att känna igen dessa distinkta typer är viktigt för korrekt diagnos, lämplig behandlingsval och förbättrade patientresultat.

Ej- Småcellig lungcancer (NSCLC)

- **Adenocarcinom**: Den vanligaste NSCLC-subtypen, som ofta finns i de yttre regionerna av lungorna. Det är vanligtvis förknippat med en historia av rökning eller exponering för cancerframkallande ämnen i miljön. Adenokarcinom har sitt ursprung i de körtelceller som kantar luftvägarna och kan uppvisa olika tillväxtmönster, såsom lepidisk, acinär, papillär och solid. Det tenderar att förekomma hos både rökare och icke-rökare.

- **Skivepitelcancer**:
Skivepitelcancer är huvudsakligen lokaliserat i de centrala luftvägarna och är nära förknippat med rökning. Det uppstår från skivepitelceller som kantar bronkerna och kan bilda keratiniserande strukturer. Histologisk undersökning avslöjar distinkta egenskaper, vilket underlättar korrekt diagnos.

Småcellig lungcancer (SCLC)

- SCLC är en mycket aggressiv och snabbt växande lungcancersubtyp. Det står för en mindre andel av fallen jämfört med NSCLC. Denna

23

cancer är starkt förknippad med rökning och uppstår från neuroendokrina celler i bronkerna och bronkiolerna. SCLC kännetecknas av dess snabba spridning, tidiga metastaser och höga svar på initial kemoterapi, vilket gör den annorlunda än NSCLC.

Andra sällsynta undertyper

- **Storcelligt karcinom**: En mindre vanlig NSCLC-variant, storcellig karcinom saknar de utmärkande egenskaperna hos adenokarcinom och skivepitelcancer. Den uppträder ofta som stora tumörer med dåligt differentierade celler.

- **Karcinoida tumörer:** Dessa långsamt växande neuroendokrina tumörer är mindre aggressiva än SCLC och NSCLC. De står för en liten andel av lungcancer fallen och har ofta en gynnsam prognos när de upptäcks tidigt.

- **Pleomorft-karcinom:** En sällsynt och aggressiv subtyp av NSCLC, pleomorft-karcinom uppvisar ett odifferentierat utseende och olika cellulära komponenter, vilket gör diagnosen utmanande.

- **Tumörer av spottkörtel typ:** Dessa ovanliga tumörer liknar spottkörtelcancer och har specifika histologiska egenskaper.

Lungcancer omfattar distinkta subtyper med olika cellulära egenskaper och kliniska beteenden.

Noggrann identifiering av dessa typer är avgörande för att skräddarsy effektiva behandlingsstrategier och optimera patientvården. Genom att förstå de unika egenskaperna hos varje undertyp kan vårdpersonal fatta välgrundade beslut, vilket leder till förbättrade resultat och framsteg inom lungcancer hantering. Tidig upptäckt, exakt diagnos och personliga behandlingar är avgörande i den pågående kampen mot denna dödliga sjukdom.

Kapitel 5

Stadier av lungcancer och klassificering

Lungcancer är iscensatt för att bestämma omfattningen av sjukdomen och vägleda behandlingsbeslut. Staging hjälper vårdpersonal att förstå hur avancerad cancern är, risken för spridning till andra delar av kroppen och patientens prognos.

Det primära iscensättningssystemet för lungcancer är TNM-stadium systemet, som utvärderar tumör storleken (T), lymfkörtel påverkan (N) och fjärrmetastaser (M).

Steg 0 (carcinom in situ): Lungcancer i steg 0 är det tidigaste stadiet, där cancercellerna är begränsade till luftvägarnas inre slemhinna och inte har invaderat djupare lungvävnader. I detta skede har cancern inte spridit sig till närliggande lymfkörtlar eller avlägsna platser. Det är också känt som carcinoma in situ eller pre-invasiv cancer.

Steg I: Lungcancer i steg I är uppdelad i två understeg, IA och IB, beroende på tumörstorlek och invasion.

- **AI praktik**: I detta skede är tumören liten, vanligtvis mindre än 3 cm stor, och begränsad till lungan. Den har inte flyttat till omgivande lymfkörtlar eller avlägsna platser.
- **Steg IB**: Tumören är något större (mellan 3 cm till 4 cm) eller kan ha spridit sig till huvudbron kursen, lungans inre slemhinna eller den viscerala pleura (slemhinnan som täcker lungan). Det finns ingen lymfkörtel påverkan eller fjärrmetastaser.

Steg II: Steg II lungcancer är också uppdelad i två delstudier, IIA och IIB, beroende på tumörens storlek och spridning.

- **Steg IIA**: Tumören är större (mellan 4 cm till 5 cm) eller kan ha invaderat närliggande strukturer såsom bröstväggen, diafragman, lungsäcken eller huvudbron kursen. Cancern kan ha spridit sig till närliggande lymfkörtlar men inte till avlägsna platser.

- **Steg IIB**: I detta skede är tumören större (mellan 5 cm till 7 cm) och kan ha spridit sig till närliggande lymfkörtlar, eller så är tumör storleken mindre (mindre än 5 cm) men har spridit sig till närliggande lymfkörtlar. Fjärrmetastaser har inte inträffat.

Steg III: Steg III lungcancer är vidare uppdelad i tre delstadier, IIIA, IIIB och IIIC, baserat på omfattningen av tumörtillväxt och lymfkörtelpåverkan.

- **Steg IIIA:** Tumören är större och kan involvera strukturer som hjärtat, större blodkärl, matstrupen eller bröstvärken.
  Cancer har spridit sig till lymfkörtlar på samma sida av bröstet som den

primära tumören men har inte nått avlägsna platser.

- **Steg IIIB:** Cancern har spridit sig till lymfkörtlar på samma sida av bröstet som den primära tumören och har även invaderat kritiska strukturer som hjärtat, luftstrupen, matstrupen eller blodkärlen. Fjärrmetastaser har inte inträffat.

- **Steg III Cancern** kan ha spridit sig till lymfkörtlar på samma sida eller motsatt sida av bröstet som den primära tumören och kan involvera lymfkörtlar ovanför nyckelbenet. Fjärrmetastaser har inte inträffat.

Steg IV: Lungcancer i steg IV, även känd som metastaserande cancer, är en avancerad och aggressiv form av sjukdomen där cancer har spridit sig från den primära platsen till avlägsna organ eller lymfkörtlar. I detta skede anses cancern vara i ett avancerat och utmanande tillstånd, och behandlingsmetoden syftar till att hantera symtom, förbättra patientens livskvalitet och förlänga överlevnaden. Behandlingsbeslut för cancer i stadium IV beror på olika faktorer, inklusive typen och lokaliseringen av primär cancer, omfattningen av metastaser, patientens allmänna hälsa och deras behandling preferenser.

Att iscensätta lungcancer är en kritisk process för att bestämma omfattningen av sjukdomen och vägleda behandlingsbeslut. Varje steg har specifika egenskaper som påverkar prognosen och behandlingsalternativen.

Tidig upptäckt och snabb intervention är avgörande för att förbättra resultat och överlevnadsfrekvens. Det är viktigt för individer i riskzonen eller som upplever symtom relaterade till lungcancer att omedelbart söka läkarvård för lämplig utvärdering och diagnos.

Kapitel 6

Tecken och symtom

Lungcancer är en allvarlig och livshotande sjukdom som kan uppvisa en rad symtom. Tecken och symtom på lungcancer kan variera beroende på typen av lungcancer, dess stadium och tumörens placering. I vissa fall kan lungcancer inte orsaka märkbara symtom i dess tidiga skeden, vilket gör tidig upptäckt utmanande.

Att känna igen och förstå de vanligaste symtomen på lungcancer är avgörande för tidig diagnos och snabba ingripanden, vilket avsevärt kan påverka behandlingsresultat och total överlevnad.

1. Ihållande hosta:
- En kronisk eller ihållande hosta är ett av de vanligaste symtomen på lungcancer.
- Hostan kan vara torr eller producera

slem (sputum), och den förvärras ofta med tiden.

2. Andnöd:

- Lungcancer kan blockera luftvägarna eller orsaka inflammation i lungorna, vilket leder till andnöd, särskilt vid fysisk aktivitet.

3. Bröstsmärta:

- Lungcancer kan orsaka lokal bröstsmärta eller obehag som kan förvärras med djup andning, hosta eller skratt.

4. Heshet eller röstförändringar:

- Tumörer som ligger nära de övre luftvägarna kan påverka stämbanden, vilket leder till heshet eller förändringar i rösten.

5. Väsande andning:

- Obstruktion av luftvägarna av lungtumörer kan orsaka väsande andning, ett högt visslande ljud under andning.

6. Oförklarlig viktminskning:

- Många individer med lungcancer upplever oförklarlig viktminskning, ofta på grund av aptitlöshet eller cancerns metabola effekter.

7. Trötthet och svaghet:

- Lungcancer kan orsaka trötthet och svaghet, vilket kan vara ett resultat av kroppens ansträngningar att bekämpa sjukdomen eller anemi.

8. Återkommande luftvägsinfektioner:

- Vissa personer med lungcancer kan uppleva ihållande luftvägsinfektioner, såsom lunginflammation eller bronkit.

9. Hosta upp blod (hemoptys):

- Att hosta upp blod, även i små mängder, kan vara ett tecken på lungcancer eller andra andningssjukdomar.

10. Svullnad i ansiktet eller halsen:

- Lungtumörer som ligger nära stora blodkärl kan orsaka svullnad i ansikte eller hals på grund av blockering av blodflödet.

11. Bensmärta:

- Avancerad lungcancer som har spridit sig (metastaserat) till benen kan orsaka skelettsmärta, särskilt i ryggen, höfterna eller andra drabbade områden.

12. Huvudvärk och neurologiska symtom:

- Metastaser i hjärnan kan orsaka huvudvärk, kramper, yrsel eller andra neurologiska symtom.

Det är viktigt att notera att dessa symtom kan tyda på olika andnings- eller medicinska tillstånd än lungcancer. Men om något av dessa symtom kvarstår eller förvärras, särskilt hos individer med riskfaktorer som en historia av rökning eller exponering för cancerframkallande ämnen, är det viktigt att omedelbart uppsöka läkare.

Tidig upptäckt och diagnos av lungcancer kan avsevärt förbättra behandlingsresultaten. Olika diagnostiska tester, såsom utbildningsstudier (röntgen, CT-skanningar, PET-skanningar) och vävnadsbiopsi, används för att bekräfta förekomsten av lungcancer och bestämma dess typ och stadium.

Om lungcancer misstänks kommer en sjukvårdspersonal, vanligtvis en lungläkare eller onkolog, att vägleda patienten genom de nödvändiga testerna och rekommendera en lämplig behandlingsplan baserat på den specifika diagnosen. Regelbundna kontroller och screeningar för individer med hög risk är avgörande för tidig upptäckt och snabba ingripanden i fall av lungcancer.

Diagnos och tester

Diagnos

Att diagnostisera lungcancer innefattar en serie tester och procedurer utformade för att bekräfta förekomsten av cancer, bestämma dess typ och stadium och vägleda lämpliga behandlingsbeslut. Tidig och korrekt diagnos är avgörande för att förbättra behandlingsresultat och patient överlevnad.

Diagnos Processen involverar vanligtvis ett multidisciplinärt tillvägagångssätt, där sjukvårdspersonal som lungläkare, radiologer, patologer och onkologer arbetar tillsammans för att ge bästa möjliga vård för patienten.

1. Patienthistorik och fysisk undersökning:
- Den diagnostiska processen börjar med en grundlig genomgång av patientens sjukdomshistoria, inklusive riskfaktorer som rökvanor, exponering för miljö cancerframkallande ämnen och familjehistoria av lungcancer.
- En fysisk undersökning görs för att bedöma patientens allmänna hälsa, andningsfunktion och eventuella märkbara symtom.

2. Bild Studier:
- Bröströntgen: Ett vanligt initialt avbildning test som används för att upptäcka onormala ögonskuggor eller massor. Men det kanske inte är tillräckligt känsligt för att upptäcka små tumörer.
- Datortomografi (CT)-skanning En mer detaljerad avbildningsteknik som ger tvärsnittsbilder av lungorna, vilket

möjliggör bättre visualisering av tumörer och deras egenskaper.

- Positron Emission Tomography (PET) Scan Ett funktionellt avbildning test som använder ett radioaktivt spårämne för att upptäcka områden med ökad metabol aktivitet, vilket hjälper till att identifiera cancervävnad och bedöma omfattningen av cancerspridning (metastaser).

3. Biopsi och vävnadsprovtagning:

- En definitiv diagnos av lungcancer kräver en biopsi, där ett prov av misstänkt vävnad avlägsnas för undersökning i mikroskop.
- Olika biopsi metoder inkluderar bronkoskopi (med ett tunt, flexibelt rör för att samla upp vävnad från luftvägarna), nålbiopsi (styrd av avbildning för att nå lung knölar) och kirurgisk biopsi (borttagning av ett större vävnadsprov genom kirurgi).

4. Histopatologisk analys:

- Den biopserade vävnaden skickas till en patolog för histopatologisk analys, där den undersöks i mikroskop för att fastställa förekomsten av cancerceller och deras typ (icke-småcellig lungcancer eller småcellig lungcancer).
- Analysen kan också inkludera ytterligare tester för att bedöma tumörens genetiska profil och identifiera specifika mutationer som kan riktas mot precision terapier.

5. Iscensättning och betygsättning:

- Staging är processen för att bestämma omfattningen och spridningen av lungcancer i kroppen. Det vanligaste iscensättningssystemet för lungcancer är TNM-systemet, som tar hänsyn till tumörstorlek, lymfkörtel påverkan och metastaser.
- Gradering innebär att utvärdera cancercellernas utseende och beteende för att avgöra hur aggressiv tumören

är.

- Molekylär testning innebär att undersöka cancerceller för specifika genetiska mutationer eller biomarkörer som kan påverka behandlingsbeslut, såsom riktade terapier eller immunterapier.
- Genetisk analys hjälper till att identifiera ärftliga faktorer som kan bidra till lungcancer, särskilt hos individer med en familjehistoria av sjukdomen.

- När alla diagnostiska test resultat har erhållits träffas ett multidisciplinärt team av sjukvårdspersonal för att bekräfta diagnosen och stadiet av lungcancer.
- Behandlingsplanen är framtagen utifrån den specifika typen och stadiet av lungcancer, patientens allmänna

hälsa och individuella preferenser.

Testning spelar en avgörande roll vid diagnos, stadieindelning och övervakning av lungcancer. En mängd olika tester används för att upptäcka förekomsten av lungcancer, bestämma dess typ och stadium, utvärdera dess spridningsgrad och vägleda behandlingsbeslut. Dessa tester utförs vanligtvis av ett team av sjukvårdspersonal, inklusive lungläkare, radiologer, patologer och onkologer, för att säkerställa en korrekt och heltäckande bedömning av sjukdomen.

1. Biltester:

- **Bröstkorg Röntgen:** Ett standard avbildning test som använder lågdosstrålning för att producera bilder av bröstet. Det är ofta det första testet som används för att identifiera onormala ögonskuggor eller massor.
- **Datortomografi (CT) skanning:** Denna avbildningsteknik ger detaljerade tvärsnittsbilder av

lungorna, vilket möjliggör bättre visualisering av tumörer, lymfkörtlar och andra strukturer. Datortomografi är avgörande för att diagnostisera lungcancer och bestämma dess stadium.

- **Magnetisk resonanstomografi (MRT):**I vissa fall kan en MRT användas för att ge mer detaljerade bilder, särskilt när man bedömer involveringen av närliggande strukturer eller hjärnan.
- **Positron Emission Tomography (PET) Scan**. Ett funktionellt avbildning test som använder ett radioaktivt spårämne för att upptäcka områden med ökad metabol aktivitet. Det hjälper till att identifiera cancervävnad och bedöma omfattningen av cancerspridning (metastaser) utanför lungorna.

2. Biopsi och vävnadsprovtagning:
- **Bronkoskopi**: En procedur där ett tunt, flexibelt rör med en kamera

(bronkoskop) förs in genom näsan eller munnen för att samla vävnadsprover från luftvägarna för undersökning.

- **Nålbiopsi:** Med hjälp av utbildningsvägledning (CT eller ultraljud) förs en biopsinål in genom bröstväggen för att ta vävnadsprover från lung knölar eller massor.
- **Kirurgisk biopsi:** I de fall där bronkoskopi eller nålbiopsi inte är möjlig kan ett kirurgiskt ingrepp utföras för att ta bort ett större vävnadsprov för analys.

3. Histopatologisk analys:
- Efter att ha tagit vävnadsprover undersöker en patolog dem under ett mikroskop för att avgöra om det finns cancerceller och för att identifiera typen av lungcancer (icke-småcellig lungcancer eller småcellig lungcancer).
- Analysen kan också inkludera ytterligare tester för att bedöma

tumörens genetiska profil och identifiera specifika mutationer som kan riktas mot precision terapier.

4. Molekylär testning och genetisk analys:

- **Molekylär testning**: Cancerceller kan testas för specifika genetiska mutationer eller biomarkörer som kan påverka behandlingsbeslut, såsom riktade terapier eller immunterapier.

- **Genetisk analys**: Identifierar ärftliga faktorer som kan bidra till lungcancer, särskilt hos individer med en familjehistoria av sjukdomen.

5. Staging-tester:

- **Mediastinoskopi:** Ett kirurgiskt ingrepp för att prova lymfkörtlar i bröstets centrala område för att avgöra om cancer har spridit sig till närliggande lymfkörtlar.

- **Endobronkiellt ultraljud (EBUS)**: En teknik som kombinerar bronkoskopi och ultraljud för att prova lymfkörtlar nära luftvägarna.

- **Endoskopiskt ultraljud (EUS):** Ett liknande tillvägagångssätt som EBUS, men det använder ett endoskop genom matstrupen för att ta prov på lymfkörtlar nära lungorna.
- **Torakocentes:** Om det finns en ansamling av vätska i bröstet (pleurautgjutning), kan ett prov tas ut genom en nål för analys.

6. Lungfunktionstester:
- Dessa tester utvärderar lungfunktionen och hjälper till att utvärdera effekten av lungcancer på andningskapacitet och andnings hälsa.

7. Blodprover:
- Blodprov kan användas för att bedöma allmän hälsa, inklusive lever- och njurfunktion, samt tumörmarkörer associerade med lungcancer.

8. Benskanningar och hjärnavbildning:
- Ytterligare utbildningstester, såsom ben skanning eller hjärnavbildning

(MRT eller CT), kan utföras för att upptäcka eventuell spridning av cancer till dessa områden.

9. Flytande biopsier:

- En nyare metod som analyserar cirkulerande tumörceller (CTC) eller cellfritt DNA i blodet för att upptäcka genetiska mutationer och bedöma tumöregenskaper.

Omfattande tester är avgörande för att diagnostisera lungcancer exakt, bestämma dess stadium och molekylära profil och utveckla en individualiserad behandlingsplan. Tidig upptäckt genom lämpliga screeningar och medvetenhet om riskfaktorer kan leda till snabba ingripanden, vilket potentiellt kan förbättra behandlingsresultat och patient prognos.

Regelbunden uppföljning och övervakning är avgörande för att bedöma behandlingssvar och upptäcka eventuella cancerrecidiv.

Tidig upptäckt och korrekt diagnos är avgörande för att ge den mest effektiva och personliga behandlingen för lungcancer. Regelbundna screeningar och medvetenhet om riskfaktorer kan hjälpa till att identifiera sjukdomen i ett tidigt skede, vilket leder till bättre resultat och förbättrad livskvalitet för patienter som drabbats av lungcancer.

Kapitel 7

Behandlingsalternativ och hantering

Lungcancer är en komplex sjukdom med olika behandlingsalternativ och hanteringsstrategier skräddarsydda för varje patients unika tillstånd. Tillvägagångssättet för lungcancer involverar ett multidisciplinärt team av vårdpersonal som arbetar tillsammans för att ge bästa möjliga vård.

Behandlingsbeslut baseras på faktorer som typ och stadium av lungcancer, patientens allmänna hälsa och deras behandling preferenser. De primära målen är att uppnå optimal tumörkontroll, förbättra livskvaliteten och ta itu med fysiska, emotionella och psykologiska aspekter av sjukdomen.

Behandlingsalternativ:

1. Kirurgisk behandling:

- Kirurgi är ett vanligt behandlingsalternativ för tidigt stadium av lungcancer, där tumören är lokaliserad och inte har spridit sig till avlägsna platser.
- Olika kirurgiska ingrepp kan utföras, beroende på tumörens storlek, placering och patientens allmänna hälsa. Dessa inkluderar:
  - **Lobektomi**: Avlägsnande av den drabbade lungan.
  - **Pneumonectomy:** Fullständigt avlägsnande av en lunga.
  - **Segment Ektomi eller kilresektion:** Avlägsnande av en mindre del av lungan som innehåller tumören.
  - Minimalt invasiva tekniker, såsom videoassisterad torakoskopisk kirurgi (VATS), används alltmer för att minska kirurgiska trauman och främja snabbare återhämtning.

2. Strålbehandling:

- Strålbehandling använder hög energi röntgen eller andra strålkällor för att rikta in sig på och förstöra cancerceller.

- Det kan användas som primär behandling för lokaliserad lungcancer, som adjuvant behandling efter operation eller för att lindra symtom i avancerade fall (palliativ strålning).

- Tekniker som stereotaktisk kropps strålningsterapi (SBRT) levererar mycket exakta doser av strålning till tumören samtidigt som exponeringen för friska vävnader minimeras.

3. Kemoterapi:

- Kemoterapi använder kraftfulla läkemedel för att döda eller bromsa tillväxten av cancerceller.

- Det kan administreras som en systemisk behandling (intravenös eller oral) för att rikta cancerceller i hela kroppen.

- I vissa fall ges neoadjuvant eller

adjuvant kemoterapi före eller efter operation för att krympa tumörer eller förhindra återfall av cancer.

4. Immunterapi:

- Immunterapi utnyttjar kroppens immunsystem för att känna igen och attackera cancerceller mer effektivt.
- Checkpoint-hämmare, som PD-1- och PD-L1-hämmare, används ofta för att blockera specifika proteiner som förhindrar immunceller från att attackera cancerceller.
- Immunterapi är särskilt effektiv för vissa typer av lungcancer och kan användas i avancerade stadier eller i kombination med andra behandlingar.

5. Riktad terapi:

- Riktade terapier fokuserar på specifika genetiska mutationer eller molekylära förändringar som driver cancertillväxt.
- Dessa terapier blockerar verkan av specifika molekyler eller vägar

involverade i cancerutveckling, vilket leder till målinriktad förstörelse av cancerceller.

- Riktade terapier är mer exakta och kan vara effektivare än traditionell kemoterapi, med potentiellt färre biverkningar.

6. Kombinationsterapi:

- I många fall innebär lungcancerbehandling en kombination av olika metoder för att maximera effektiviteten och kontrollera cancer spridningen.
- Kombinationsterapi kan innefatta kirurgi med adjuvant kemoterapi eller strålning, eller en kombination av kemoterapi och immunterapi.

Ledningsstrategier:

1. **Tidig upptäckt och screening**: Tidig upptäckt av lungcancer kan avsevärt förbättra behandlingsresultaten. Individer med hög risk, såsom nuvarande eller tidigare rökare, kan

52

dra nytta av regelbundna undersökningar med datortomografi med låga doser.

2. **Multidisciplinärt förhållningssätt:** Behandling av lungcancer kräver ett samarbete mellan olika hälso- och sjukvårdspersonal, inklusive onkologer, lungläkare, kirurger, strålning onkologer, patologer och tandvårdsspecialister. Ett multidisciplinärt team säkerställer att alla aspekter av patientvård behandlas heltäckande.

3. **Personliga handlingsplaner:** Varje patients behandlingsplan är individualiserad utifrån deras specifika sjukdomar egenskaper, övergripande hälsa och behandlingsmål. Personlig behandling syftar till att optimera behandlingens effektivitet och samtidigt minimera biverkningar.

4. **Stödjande vård:** Understödjande vård är en integrerad del av lungcancer hanteringen, med fokus på

symtomhantering, smärtlindring, känslomässigt stöd och att ta itu med psykosociala behov. Palliativ vård syftar till att förbättra patientens livskvalitet, särskilt i de avancerade stadierna av sjukdomen.

5. **Kliniska prövningar och nya behandlingar**: Deltagande i kliniska prövningar kan vara ett alternativ för berättigade patienter, vilket ger tillgång till nya behandlingar och terapier som ännu inte är allmänt tillgängliga. Pågående forskning syftar till att främja hanteringen av lungcancer och förbättra patienternas resultat.

6. **Rökavvänjning och livsstilsförändringar**: Att uppmuntra rökavvänjning och anta en hälsosam livsstil kan förbättra patientens allmänna välbefinnande och kan minska risken för återfall av cancer.

7. **Psykologiskt och emotionellt stöd:**Diagnos och behandling av lungcancer kan ha en djupgående

känslomässig inverkan på patienter och deras familjer. Att ge psykologiskt stöd, rådgivning och tillgång till stödgrupper kan hjälpa patienter att klara av sjukdomens utmaningar.

Effektiv behandling och hantering av lungcancer kräver ett heltäckande och patientcentrerat tillvägagångssätt som tar hänsyn till individens sjukdom egenskaper och övergripande välbefinnande. Tidig upptäckt, snabb intervention och omfattande vård är avgörande för att uppnå bästa möjliga resultat och förbättra livskvaliteten för patienter som drabbats av lungcancer.

Regelbunden uppföljning och övervakning är avgörande för att bedöma behandlingssvar och upptäcka eventuella cancerrecidiv eller ny utveckling. Pågående forskning och framsteg inom lungcancer hantering ger hopp om förbättrade behandlingsalternativ och ökad överlevnad i framtiden.

Biverkningar av olika behandlingsalternativ

Medan behandlingsalternativ för lungcancer syftar till att bekämpa sjukdomen och förbättra patient resultaten, kan de också komma med biverkningar som varierar beroende på den specifika behandlingsform som används. Patienter och vårdgivare måste vara medvetna om dessa potentiella biverkningar för att hantera dem effektivt och förbättra patientens livskvalitet. Här är en översikt över biverkningar associerade med olika behandlingsalternativ för lungcancer:

1.Kirurgi:

- Vanliga biverkningar efter lungcancer kirurgi inkluderar smärta och obehag vid snitt stället.
- Patienter kan uppleva andnöd och minskad lungkapacitet tillfälligt efter operationen.
- Infektion, blödning och sårkomplikationer är möjliga men relativt sällsynta.

- I fall av pneumonectomy (fullständig lung borttagning) kan patienter uppleva långvariga förändringar i andning och fysisk aktivitet.

2. Strålbehandling:

- Strålbehandling kan orsaka trötthet, som kan kvarstå under hela behandlingen och en tid efteråt.
- Hudreaktioner, såsom rodnad, klåda och torrhet, kan förekomma i det behandlade området.
- Strålning till bröstområdet kan leda till tillfälliga svårigheter att svälja (esofagit) och lunginflammation (strålningspneumonit).
- Långsiktiga biverkningar kan inkludera lungärrbildning (strålningsfibros) och hjärtproblem i vissa fall.

3. Kemoterapi:

- Kemoterapi kan orsaka en rad biverkningar, som varierar beroende på vilka läkemedel som används och

individens svar. Vanliga biverkningar
inkluderar:
- Illamående och kräkningar
- Trötthet
- Håravfall (alopeci)
- Minskad aptit och viktminskning
- Ökad risk för infektioner på grund av nedsatt immunitet
- Anemi (lågt antal röda blodkroppar) och ökad risk för blödning

4. Immunterapi:
- Immunterapi kan leda till immunrelaterade biverkningar som kallas immunrelaterade biverkningar (irAEs). Dessa kan påverka olika organ och system i kroppen. Vanliga irAE inkluderar:
  - Hudutslag eller klåda
  - Diarré eller kolit
  - Pneumonit (lunginflammation)
  - Hepatit (leverinflammation)
  - Endokrin körtel dysfunktion

(t.ex. sköldkörteldysfunktion)

5. Riktad terapi:
- Biverkningar av riktad terapi kan variera beroende på det specifika läkemedlet och den riktade vägen. Vanliga biverkningar kan inkludera:
  - Hudutslag eller andra hudförändringar
  - Diarré eller gastrointestinala obehag
  - Trötthet
  - Högt blodtryck (hypertoni)

6. Kombinationsterapi:
- Kombination Terapier, som kan involvera en blandning av kirurgi, strålning, kemoterapi, immunterapi eller riktad terapi, kan leda till en kombination av biverkningar från varje behandlingsmodalitet som används.

7. Allmänna biverkningar:
- Oavsett vilket specifikt behandlingsalternativ som används

kan patienter med lungcancer uppleva allmänna biverkningar, såsom trötthet, förändringar i aptit, humörsvängningar och viktförändringar.

Det är viktigt för patienter att kommunicera öppet med sitt vårdteam om eventuella biverkningar de upplever under behandlingen. Sjukvårdsleverantörer kan erbjuda interventioner och justeringar för att hantera biverkningar effektivt, vilket potentiellt kan minska deras inverkan på patientens välbefinnande.

Biverkningar är vanligtvis övergående och kan försvinna efter avslutad behandling. Men om biverkningar blir allvarliga eller avsevärt påverkar patientens livskvalitet, kan vårdteamet överväga att ändra behandlingsplanen för att säkerställa bästa möjliga resultat för patienten.

Hantera symtom och biverkningar

Att hantera symtom och biverkningar är en

integrerad del av den omfattande vården för individer som genomgår behandling för lungcancer. Målet är att förbättra patientens livskvalitet, minska obehag och förbättra det övergripande välbefinnandet under behandlingsresor.

Här är några strategier för att effektivt hantera symtom och biverkningar:

- **Öppen kommunikation med vårdteamet:**
  Upprätthåll öppen och ärlig kommunikation med ditt vårdteam om eventuella symtom eller biverkningar du upplever. Detta gör att de kan ta itu med dina problem och justera behandlingsplanen vid behov.

- **Följ behandlingsplanen:**
  Följ den föreskrivna behandlingsplanen enligt anvisningar från ditt vårdteam. Detta kan innebära att du tar mediciner som planerat, går på möten och följer livsstils rekommendationer.

- **Understödjande vård och palliativ medicin:**
  Överväg att samarbeta med stödjande vårdtjänster eller palliativ medicin, som fokuserar på symtomhantering, smärtlindring och behandling av psykosociala behov. Dessa specialister arbetar tillsammans med ditt primära onkologiska team för att förbättra din livskvalitet.

- **Hantera smärta effektivt:**
  Om du upplever smärta, informera ditt vårdteam omgående. De kan ordinera lämpliga smärtstillande mediciner eller rekommendera andra smärtbehandling tekniker, såsom avslappningsövningar, sjukgymnastik eller akupunktur.

- **Näring och återfuktning:**
  Upprätthåll en välbalanserad kost för att stödja din kropps immunförsvar och allmänna hälsa. Tillräcklig hydrering är också viktigt för att

hantera potentiella biverkningar,
såsom muntorrhet och illamående.

- **Adress Illamående och kräkningar:**
Om du upplever illamående och
kräkningar på grund av kemoterapi
eller andra behandlingar, kan ditt
vårdteam ordinera antiemetiska
läkemedel för att lindra dessa
symtom.

- **Trötthet Hantering:**
Den vanliga biverkningen av
cancerbehandling är trötthet. Det är
viktigt att balansera vila och aktivitet.
Delta i lätt fysisk aktivitet och
överväg att införliva
avslappningstekniker, såsom
meditation eller yoga, för att hantera
trötthet.

- **Hudvård:**
Om du upplever hudreaktioner från
strålbehandling eller riktad terapi, följ
ditt vårdteams rekommendationer för

hudvård. Använd skonsamma, doftfria produkter och undvik solexponering.

- **Andning och lungfunktion:**
Öva djupandningsövningar för att förbättra lungfunktionen och lindra andnöd. Lungrehabilitering kan vara fördelaktigt för vissa patienter.

- **Känslostyrd:**
Sök känslomässig hjälp från vänner, familj eller stödorganisationer. Rådgivning eller terapi kan hjälpa dig att hantera den känslomässiga påverkan av cancer och dess behandling.

- **Sömnhygien:**
Prioritera god sömnhygien genom att etablera en konsekvent sömnrutin, skapa en bekväm sömnmiljö och undvika stimulantia nära läggdags.

- **Håll dig aktiv och engagerad:**
Att hålla sig fysiskt aktiv och engagerad i aktiviteter du tycker om

kan bidra till att förbättra ditt humör och ditt allmänna välbefinnande.

- **Rökavvänjning och livsstilsförändringar:**
  Om du för närvarande röker är det viktigt att sluta röka för att hantera lungcancer och förbättra din allmänna hälsa.

Kom ihåg att varje patients erfarenhet av symtom och biverkningar kan variera, och individuella behandlingsmetoder är avgörande. Regelbunden kommunikation med ditt vårdteam och en öppen diskussion om dina symtom kan leda till de mest effektiva och personliga strategierna för att hantera symtom och biverkningar under hela din lungcancer behandlingsresa.

Näring och kost i cancer hantering
Att upprätthålla rätt näring och en balanserad kost är avgörande komponenter för cancer hantering, inklusive lungcancer.

En välplanerad kost kan hjälpa till att stödja immunförsvaret, behålla styrkan, hantera behandlingsrelaterade biverkningar och förbättra det övergripande välbefinnandet under cancerresan.

Här är några viktiga överväganden för näring och kost vid hantering av lungcancer:

- **Balanserad diet:**
  Sträva efter en välbalanserad kost som innehåller en mängd olika näringsrika livsmedel. Ät en kost rik på frukt, grönsaker, fullkorn, magert kött och hälsosamma fetter.

- **Tillräckliga kalorier och protein:**
  Cancer och dess behandlingar kan öka kroppens energi- och proteinbehov. Se till att du konsumerar tillräckligt med kalorier och protein för att bibehålla muskelmassan och stödja kroppens läkningsprocess.

- **Hydrering:**
  Att hålla sig hydrerad är avgörande, särskilt under cancerbehandlingar. Sikta på att dricka mycket vätska under dagen och rådgör med ditt vårdteam om dina specifika vätskebehov.

- **Fiberrik mat:**
  Livsmedel med hög fiberhalt, såsom frukt, grönsaker och fullkorn, kan hjälpa till att stödja matsmältningens hälsa och förhindra förstoppning, en vanlig biverkning av vissa cancerbehandlingar.

- **Begränsa bearbetade livsmedel och sockerarter:**
  Minska konsumtionen av bearbetade och sockerrika livsmedel. Dessa föremål har lite näringsvärde och kan bidra till inflammation och viktökning.

- **Välj hälsosamma fetter:**
Välj hälsosamma fetter som finns i källor som avokado, nötter, frön och olivolja. Begränsa mättade fetter och transfetter, som ofta finns i stekt och bearbetad mat.

- **Ät små, frekventa måltider:**
Om du upplever minskad aptit eller illamående på grund av behandlingar, försök att äta mindre, mer frekventa måltider för att göra ätandet mer hanterbart.

- **Hantera illamående och smakförändringar:**
Om cancerbehandlingar orsakar illamående eller smakförändringar, försök att äta svalare mat eller mat med mildare smaker. Att använda pepparmynta eller ingefära kan hjälpa till att minska illamående.

- **Adress Sväljsvårigheter:**
Om lungcancer påverkar matstrupen

eller sväljning, välj mjukare mat eller vätska för att göra det bekvämare att äta.

- **Kosttillskott**:
I vissa fall kan ditt vårdteam rekommendera kosttillskott, såsom proteinshakes eller multivitaminer, för att säkerställa att du uppfyller dina näringsbehov.

- **Rådgör med en dietist:**
Överväg att söka vägledning från en legitimerad dietist med erfarenhet av onkologi. En dietist kan skapa en personlig kostplan som är skräddarsydd efter dina specifika behov och behandling.

Kapitel 8

Förebyggande och riskminskning

Förebyggande och riskminskning är avgörande i kampen mot lungcancer, en av de vanligaste och mest dödliga cancerformerna i världen. Medan vissa riskfaktorer, såsom genetik och familjehistoria, inte kan ändras, kan flera livsstilsval och ingrepp avsevärt minska sannolikheten för att utveckla lungcancer.

Genomförandet av dessa förebyggande åtgärder kan ha en betydande inverkan på att minska förekomsten av lungcancer och främja den allmänna hälsan. Här är nyckelstrategier för förebyggande och riskminskning:

Rökavvänjning:

- Det mest kritiska steget för att förebygga lungcancer är att sluta röka och helt undvika tobaksprodukter.
- Om du är en nuvarande rökare, sök

hjälp och stöd från sjukvårdspersonal för att sluta röka. Många resurser, såsom rådgivning, mediciner och stödgrupper, finns tillgängliga för att hjälpa dig i denna process.

- Om du är icke-rökare, undvik exponering för passiv rökning, vilket också kan öka risken för lungcancer.

Undvik miljö- och yrkesexponering:

- Minimera exponeringen för skadliga ämnen i miljön och på arbetsplatsen, såsom asbest, radon, arsenik och vissa industrikemikalier. Följ säkerhets riktlinjerna och bär skyddsutrustning i farliga arbetsmiljöer.

Dietval:

- Anta en välbalanserad kost som innehåller massor av frukt och grönsaker, hälsosamma spannmål och magra proteiner. Dessa livsmedel är höga i viktiga näringsämnen och antioxidanter som stöder den allmänna hälsan och minskar risken för cancer.

- Delta i regelbunden fysisk aktivitet, såsom promenader, jogging eller cykling, för att bibehålla en hälsosam vikt och stödja ditt immunförsvar.

- Om du måste konsumera alkohol, gör det med måtta. Överdriven alkoholkonsumtion är förknippad med en ökad risk för flera typer av cancer, inklusive lungcancer.

- Vaccination mot infektioner som humant papillomvirus (HPV) och hepatit B kan minska risken för vissa cancerformer, inklusive vissa typer av lungcancer.

- Gå på regelbundna hälsokontroller och screeningar som rekommenderas av din vårdgivare.

- Tidig upptäckt av lungcancer eller andra hälsoproblem kan leda till effektivare behandling och bättre resultat.

Genetisk rådgivning och testning:

- Om du har en familjehistoria av lungcancer eller andra riskfaktorer, överväg genetisk rådgivning och testning för att bedöma din riskprofil.

Folkhälso Initiativ:

- Stöd och förespråkar folkhälso initiativ som syftar till tobakskontroll, minskning av luftföroreningar och säkerhetsbestämmelser på arbetsplatsen.

Utbildning och medvetenhet:

- Öka medvetenheten om lungcancer och dess riskfaktorer i ditt samhälle. Utbilda andra om vikten av förebyggande och riskminskning.

Förebyggande och riskreducerande insatser är viktiga komponenter för att minska förekomsten av lungcancer och förbättra den allmänna folkhälsan. Att implementera dessa strategier på individ- och samhällsnivå kan bidra till en betydande minskning av lungcancerfall och rädda liv.

Genom att anta ett proaktivt tillvägagångssätt för att förebygga och göra hälsosammare livsstilsval kan individer minska risken att utveckla lungcancer och andra sjukdomar som kan förebyggas, vilket i slutändan leder till ett hälsosammare och mer levande samhälle.

Kapitel 9

Prognos och överlevnadstid

Prognos och överlevnadsfrekvens är viktiga aspekter för att förstå de potentiella resultaten för individer som diagnostiserats med lungcancer. Prognosen avser det sannolika förloppet och resultatet av sjukdomen, medan överlevnads frekvensen ger en uppskattning av andelen personer som överlever en viss period efter diagnosen.

Det är viktigt att notera att varje persons situation är unik och individuella faktorer kan påverka prognos och överlevnad. Här är en omfattande prognos och överlevnadstid för lungcancer:

Prognostiska faktorer

Prognostiska faktorer är egenskaper och variabler som vårdgivare beaktar när de uppskattar det sannolika resultatet av lungcancer. Några viktiga prognostiska faktorer inkluderar:

- **Cancerstadium:** Stadiet av lungcancer vid tidpunkten för diagnos är en avgörande faktor. Cancer i tidigt stadium som är begränsad till lungorna har vanligtvis en bättre prognos än cancer i avancerad stadium som har spridit sig till avlägsna organ.
- **Cancertyp:** Icke-småcellig lungcancer (NSCLC) har i allmänhet en bättre prognos än småcellig lungcancer (NSCLC), som tenderar att vara mer aggressiv.
- **Prestations Status:** Patientens allmänna hälsa och funktionsförmåga (prestations status) kan påverka prognosen. Individer med bättre hälsa har ofta bättre resultat.

- **Genetiska mutationer**: Specifika genetiska mutationer i lungcancer kan påverka behandlingssvar och prognos. Vissa mutationer kan svara bra på riktade terapier, vilket leder till förbättrad överlevnad.

Överlevnadsgraden

- Överlevnadssiffror ger en uppskattning av andelen människor som överlever en viss period efter sin lungcancerdiagnos. Dessa siffror presenteras ofta som 5-års överlevnadsfrekvens, som representerar andelen patienter som är vid liv fem år efter diagnos.

- Det är viktigt att förstå att överlevnads frekvensen baseras på data från tidigare fall och kanske inte speglar de senaste behandlings framstegen eller individuella omständigheter.

Total överlevnad(OS) och progressionsfri överlevnad (PFS)

- OS avser tidslängden från diagnos eller behandlingsstart till död av någon orsak. PFS, å andra sidan, hänvisar till den tid under vilken cancern inte fortskrider eller förvärras.
- Både OS och PFS är viktiga mått på behandlingseffektivitet och sjukdomskontroll.

Faktorer som påverkar överlevnadsgraden

- Överlevnadsgraden kan variera beroende på olika faktorer, inklusive stadium och typ av lungcancer, behandlingssvar, allmän hälsa, ålder och livsstilsval.
- Tidig upptäckt och snabba ingripanden kan avsevärt påverka överlevnaden, eftersom lungcancer är mer behandlingsbar i tidigare skeden.

Framsteg inom behandling

- Framsteg inom lungcancerbehandling har lett till förbättrad överlevnadsgrad under åren, särskilt med tillkomsten av riktade terapier och immunterapier.

Kliniska prövningar och nya behandlingar

- Kliniska prövningar ger hopp om ytterligare förbättringar av överlevnadsgraden genom att ge tillgång till nya behandlingar och terapier som ännu inte är allmänt tillgängliga.

Att hantera prognos

- För patienter och deras familjer kan det vara känslomässigt svårt att lära sig att de har lungcancer. Det är viktigt att söka känslomässigt stöd, rådgivning och tillgång till stödgrupper för att klara av utmaningarna och osäkerheten.

Individuell prognos

- Det är viktigt att komma ihåg att varje persons prognos är unik, och individuella utfall kan skilja sig från statistiska data.

Överlevnadsfrekvens och prognos bör diskuteras med vårdgivare för att få en bättre förståelse för en individs specifika situation. Behandlings Landskapet för lungcancer utvecklas ständigt, och tidig upptäckt, snabba ingripanden och omfattande vård spelar betydande roller för att förbättra överlevnaden och förbättra livskvaliteten för individer som drabbats av lungcancer.

Öppen kommunikation, ett starkt stödsystem och tillgång till de senaste framstegen inom lungcancerbehandling kan positivt påverka patienternas och deras familjers resa som står inför denna utmanande sjukdom.

Att leva med lungcancer

En diagnos av lungcancer kan medföra betydande förändringar och utmaningar för en persons liv och deras nära och kära. Att leva med lungcancer innebär att anpassa sig till de fysiska, känslomässiga och praktiska aspekterna av sjukdomen samtidigt som man bibehåller bästa möjliga livskvalitet.

Med framsteg inom behandling och stödjande vård kan många individer med lungcancer leva tillfredsställande liv. Här är en översikt över att leva med lungcancer:

1. Sjukvård och behandling
- Regelbundna medicinska kontroller, uppföljningar och behandlingssessioner är avgörande för att hantera lungcancer effektivt. Arbeta nära ditt vårdteam för att hålla dig informerad om din behandlingsplan och eventuella justeringar som behövs.

2. Symtomhantering
- Lungcancer och dess behandlingar kan orsaka olika symtom, såsom smärta, andnöd, trötthet och illamående. Effektiv symtomhantering och palliativ vård kan hjälpa till att lindra obehag och förbättra det övergripande välbefinnandet.

3. Känslomässigt stöd

- En lungcancerdiagnos kan framkalla starka känslor, inklusive rädsla, ångest, sorg och osäkerhet. Att söka känslomässigt stöd genom rådgivning, terapi eller stödgrupper kan hjälpa individer och deras familjer att hantera sjukdomens känslomässiga påverkan.

4. Livsstilsval

- Att anta en hälsosam livsstil kan positivt påverka livet med lungcancer. Detta inkluderar att upprätthålla en balanserad kost, ägna sig åt regelbunden fysisk aktivitet enligt råd från sjukvårdspersonal och undvika tobak och skadlig miljöexponering.

5. Copingstrategier

- Att utveckla effektiva copingstrategier kan hjälpa till att hantera de känslomässiga utmaningarna med att leva med lungcancer. Dessa kan inkludera mindfulnessövningar, avslappningstekniker, kreativa sysselsättningar eller att finna tröst i att få kontakt med andra som delar liknande erfarenheter.

6. Kommunikation med nära och kära

- Öppen kommunikation med familjemedlemmar och vänner om diagnos, behandling och personliga behov kan främja en stödjande miljö och stärka relationer.

7. Förespråka för dig själv

- Att ta en aktiv roll i din vård och vara din förespråkare kan se till att din röst hörs och dina problem tas upp.

8. Deltagande i kliniska prövningar

- För vissa individer kan deltagande i kliniska prövningar ge tillgång till banbrytande behandlingar och bidra till framsteg inom lungcancerforskning.

9. Hantera ekonomiska problem

- Lungcancerbehandling och relaterade

utgifter kan vara ekonomiskt utmanande. Utforska tillgängliga resurser och supporttjänster för att hantera ekonomiska problem.

10. Slut-Of-Life Planering om tillämpligt
- För individer med avancerad lungcancer kan diskussioner om vård preferenser i livets slutskede med nära och kära och vårdgivare ge sinnesfrid och säkerställa att önskemål respekteras.

11. Fokus på livskvalitet
- Medan du lever med lungcancer, prioritera aktiviteter och upplevelser som ger glädje och tillfredsställelse. Fokusera på livskvalitet och hitta mening i nuet.

12. Att förespråka för lungcancer medvetenhet
- Vissa individer finner egenmakt i att förespråka medvetenhet om lungcancer, stödja forskningsinsatser och främja initiativ för tobakskontroll.

Att leva med lungcancer kräver ett omfattande tillvägagångssätt som tar itu med de fysiska, känslomässiga och praktiska aspekterna av sjukdomen. Med stöd från sjukvårdspersonal, familj, vänner och det bredare samhället kan individer som drabbats av lungcancer navigera i resans utmaningar och osäkerheter samtidigt som de hittar hopp, styrka och motståndskraft.

Det är viktigt att komma ihåg att allas erfarenheter är unika, och personlig vård och stöd är avgörande för att förbättra det övergripande välbefinnandet och livskvaliteten för dem som lever med lungcancer.

Slutsats

Förstå lungcancer för bättre hantering och medvetenhet
Lungcancer är fortfarande en av de mest betydande hälso utmaningarna i världen och påverkar miljontals individer och deras familjer. Denna förödande sjukdom utgör inte bara fysiska och känslomässiga bördor utan understryker också vikten av förebyggande, tidig upptäckt och framsteg i behandlingen.

Omfattande kunskap om lungcancer är avgörande för både patienter och samhället i stort. Att förstå riskfaktorerna, symtomen, diagnosen och behandlingsalternativen ger individer möjlighet att vidta proaktiva åtgärder för att minska sin risk, söka läkarvård omedelbart och fatta välgrundade beslut angående deras vård.

Förebyggande insatser, främst inriktade på att sluta röka och att undvika exponering för cancerframkallande ämnen i miljön, spelar en avgörande roll för att minska förekomsten av lungcancer. Tidig upptäckt genom screeningprogram kan förbättra behandlingsresultaten genom att identifiera lungcancer i mer hanterbara stadier när botande alternativ är möjliga.

För dem som står inför en lungcancerdiagnos är tillgång till ett multidisciplinärt vårdteam och palliativ vård avgörande. Dessa omfattande tillvägagångssätt prioriterar inte bara sjukdomshantering utan också patientens övergripande välbefinnande och livskvalitet. När framsteg inom behandlingen fortsätter att utvecklas, erbjuder nya terapier, målinriktade medel och immunterapier nytt hopp för patienter, vilket bidrar till förbättrad överlevnadsgrad och förlängd överlevnad.

Allmänhetens medvetenhet och opinionsbildning initiativ är avgörande för att generera stöd till lungcancerforskning, säkerställa finansiering av viktiga kliniska prövningar och bryta ned stigmatiseringen av sjukdomen. Ökad medvetenhet främjar en stödjande miljö för patienter och deras familjer, vilket främjar empati, medkänsla och förståelse.

Lungcancer kräver vår kollektiva uppmärksamhet och gemensamma ansträngningar för att bekämpa dess påverkan. Genom att kombinera förebyggande, tidig upptäckt, personliga behandlingar och robusta stödsystem kan vi sträva efter att minska bördan av lungcancer och förbättra livet för dem som drabbats av denna formidabla sjukdom.

Med pågående forskning, ökad medvetenhet och orubbligt engagemang kan vi komma närmare en framtid där lungcancer hanteras mer effektivt, om inte utrotas, till förmån för kommande generationer.

Uppskattning

Kära uppskattade kunder,

Vi vill uttrycka vår hjärtliga tacksamhet för att du valde vår bok och anförtrott oss din tid. Ditt orubbliga stöd och insiktsfulla feedback är mycket uppskattade.

Vi uppskattar verkligen din hjälp med att skicka en ärlig recension eftersom vi ständigt strävar efter att förbättra vårt arbete och producera effektfull information.

Dina recensioner är oerhört värdefulla inte bara för oss som författare, utan också för blivande läsare som söker information. Vi respekterar uppriktigt dina åsikter och kommentarer, oavsett om du tyckte att vår bok var fantastisk eller tror att det fanns brister. Din feedback är en ständig källa till inspiration för oss att utveckla berättelser som verkligen är meningsfulla för dig.

Vi skulle uppskatta om du kunde ägna en stund åt att lämna en recension på Amazon, eftersom dina ord har potential att dramatiskt påverka framgången och räckvidden för vår bok, så att den når en större publik. Kom ihåg att din recension inte har vara lång eller komplicerad. Att bara ge dina ärliga tankar, betona aspekter som är relaterade till dig eller understryka anmärkningsvärda komponenter skulle vara ganska fördelaktigt.

Vi vill återigen tacka er för att ni är en del av vår resa som författare. Vi värdesätter ditt fortlöpande stöd och deltagande . Vi ser fram emot att läsa dina utvärderingar och växa tillsammans med dig.

Vänliga hälsningar,